BEI GRIN MACHT SICH IHR WISSEN BEZAHLT

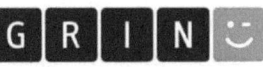

Bibliografische Information der Deutschen Nationalbibliothek:

Die Deutsche Bibliothek verzeichnet diese Publikation in der Deutschen National-
bibliografie; detaillierte bibliografische Daten sind im Internet über http://dnb.d-
nb.de/ abrufbar.

Impressum:

Copyright © 2019 GRIN Verlag
Druck und Bindung: Books on Demand GmbH, Norderstedt Germany
ISBN: 9783346061287

Dieses Buch bei GRIN:

https://www.grin.com/document/505461

Anonym

Gesundheitsförderung und Prävention in einer Kindertagesstätte. Analyse und Ableitung von Handlungsempfehlungen

GRIN Verlag

GRIN - Your knowledge has value

Der GRIN Verlag publiziert seit 1998 wissenschaftliche Arbeiten von Studenten, Hochschullehrern und anderen Akademikern als eBook und gedrucktes Buch. Die Verlagswebsite www.grin.com ist die ideale Plattform zur Veröffentlichung von Hausarbeiten, Abschlussarbeiten, wissenschaftlichen Aufsätzen, Dissertationen und Fachbüchern.

Besuchen Sie uns im Internet:

http://www.grin.com/

http://www.facebook.com/grincom

http://www.twitter.com/grin_com

Deutsche Hochschule für

Prävention und Gesundheitsmanagement

Hermann Neuberger Sportschule 3

66123 Saarbrücken

Einsendeaufgabe

Fachmodul: Gesundheitsförderung und Prävention in Lebenswelten

Studiengang: Gesundheitsmanagement

Inhaltsverzeichnis

1 Analyse der Ausgangssituation

Der Gesundheitsförderung in Settings wird zur Verbesserung der Lebens- und Gesundheitssituation der gesamten Bevölkerung und insbesondere sozial benachteiligter Bevölkerungsgruppen eine zentrale Bedeutung beigemessen. Hiernach soll Gesundheit dort geschaffen werden, wo Menschen ihren Alltag verbringen. Im Nachfolgenden wird die gesundheitliche Ausgangssituation im Setting Kindertageseinrichtung analysiert.

1.1 Rahmenbedingungen

Name und Art der Institution
Analysiert wird eine Kindertagesstätte in Dresden.

Standort
Der Stadtbezirk liegt im Norden der Stadt.

Kapazität
Die Kindertageseinrichtung verfügt über 108 Plätze in 5 Gruppen. Darunter gibt es 32 Krippenplätze für Kinder von 1-3 Jahren.

Öffnungszeiten
Die Kita hat Montag-Freitag jeweils von 6:30 Uhr – 17:00 Uhr geöffnet. Bei Bedarf verlängert sich die Öffnungszeit auf 17:30 Uhr. Die Einrichtung hat während Weihnachten und Jahreswechseln geschlossen.

Personal
In der Einrichtung arbeiten 15 pädagogische Fachkräfte. Hinzu kommen eine Servicekraft für die Küche, ein Hausmeister sowie eine Reinigungskraft, welche jedoch über externe Anbieter in der Kita arbeiten. Zudem absolvieren regelmäßig Praktikantinnen sowie jährlich eine Person ein freiwilliges soziales Jahr in der.

1.2 Personengruppen im gewählten Setting

Im gewählten Setting Kindertageseinrichtung verbringen verschiedene Personengruppen ihren Alltag. Eine zentrale Rolle spielen hierbei die Kinder, Eltern und Erzieher. Zusätzlich gibt es Personal in der Küche, Hausmeister und Reinigungskräfte.

Als zentrale Personengruppen werden die Kinder als auch die Erzieher ausgewählt.

Tab. 1: Darstellung von zwei zentralen Personengruppen des Settings Kindertageseinrichtung

Personengruppe	Kinder	Erzieher
Anzahl	108	15
Altersstruktur	32 Kinder sind zwischen 1-3 Jahre alt. 76 Kinder sind in einem Alter von 4-5 Jahren.	Die Altersstruktur der ist nicht bekannt. Den Fotos von den Erziehern nach zu urteilen sind Erwerbstätige jeder Altersgruppe in dem Setting vorhanden.
Geschlechterverhältnis	Das Geschlechterverhältnis ist nicht bekannt.	Als Erzieher arbeiten etwa 85% Frauen und 15% Männer.

| Alltagssituation bzw. auszuführende berufliche Tätigkeit | Die Kinder verbringen einen großen Teil ihres Alltags in der Einrichtung. In der Regel halten sie sich in etwa 8-10h an 5 Tagen in der Woche dort auf. Die Kinder nehmen in der Zeit 3 Mahlzeiten zu sich, welche ausschließlich über einen eigenen Essensanbieter der Kita angeboten werden. Hierbei wird auf eine gesunde, ausgewogene Ernährung geachtet. Im Tagesplan fest integriert ist zudem eine zweistündige Mittagsruhe. In der restlichen Zeit können die Kinder frei spielen oder Angebote der Bildung wahrnehmen. Dabei haben die Kinder Platz zur ausreichenden Bewegung. | Eine zentrale Aufgabe der Erzieher ist die Beaufsichtigung der Kinder. Je nach Alter der Kinder kümmern sich die Erzieher um das Wickeln, Zähne putzen und ins Bett bringen. Neben der Betreuung sind sie für die Erziehung und Bildung der Kinder zuständig. Die Erzieher beobachten und analysieren die Entwicklung der Kinder und dokumentieren diese. Regelmäßig findet ein Austausch zwischen Eltern und Erzieher statt, in dem die Erzieher über die Entwicklung der Kinder informieren und als Berater den Eltern zur Verfügung stehen. Eine weitere Tätigkeit ist das Planen und Organisieren von Aktivitäten. |

Fazit aus gesundheitli- cher Sicht	Die Kinder haben Möglichkeiten zur Bewegung, was mit einem positiven Einfluss auf die Gesundheit einhergeht. Allerdings wird diese nicht durch gezielte Angebote gefördert. Kinder können selbst entscheiden, wie und wie lange sie körperlich aktiv sind. Somit kann nicht davon ausgegangen werden, dass das Bewegungsverhalten den Empfehlungen entspricht. Durch die angebotenen Mahlzeiten, nehmen die Kinder während ihres Aufenthalts in der Einrichtung eine ausgewogene, gesunde Ernährung zu sich.	Der Lärm der Kinder - zum Beispiel während des Spielens - kann zu einem höheren Stress und damit zu einer Gesundheitsbelastung bei den Erziehern führen. Zudem könnte Druck von den Eltern, bezogen auf die Entwicklung der Kinder, zu einer Belastung führen. Durch die Beaufsichtigung der Gruppe und das damit verbundenen Knien, Hochheben sowie Tragen von Kindern, kommt es zu einer körperlichen Beanspruchung. Erzieher arbeiten daher häufig in Zwangshaltungen. Eine Beaufsichtigung vieler Kinder mit unterschiedlichen Charakterzügen kann zudem zu einer psychischen Belastung führen.

1.3   Analyse gesundheitsbezogener Daten

Im Folgenden wird die allgemeine Datenlage zur Gesundheitssituation von Kindern und Erziehern in einer Kindertageseinrichtung analysiert.

1.3.1   Gesundheitsbezogene Daten von Kindern im Vorschulalter

Gesundheitssituation

In den letzten Jahren ist ein deutlicher Wandel der Gesundheitsprobleme von Vorschulkindern erkennbar. Auffallend ist eine Verschiebung von akuten hin zu chronischen Erkrankungen sowie von körperlichen hin zu psychischen Beeinträchtigungen (RKI, 2014).

Ein zentrales Gesundheitsproblem bei Kindern im Alter von 3-6 Jahren sind Unfälle. Die Folgeerhebung der Studie zur Gesundheit von Kindern und Jugendlichen in Deutschland (KiGGS Welle 2) ergab, dass 12,6% der 3-6 jährigen Mädchen und 15,4% der Jungen in den letzten zwölf Monaten wegen einer Unfallverletzung behandelt worden (RKI, 2018).

Ein weiteres gesundheitliches Risiko stellt das Übergewicht und Adipositas dar. So sind bereits 14,4% der Mädchen im Alter zwischen 3-6 Jahren und 7,4% der Jungen übergewichtig. Im gleichen Alter werden 3% der Mädchen und 0,7% der Jungen als adipös eingeordnet (RIK, 2018).

Des Weiteren hat die Zahl der psychischen Auffälligkeiten in den letzten Jahren zugenommen. Unter den 3-5 jährigen sind 13,9% der Mädchen und 20,9% der Jungen davon betroffen (RIK, 2018).

Zu den häufigsten gesundheitlichen Beeinträchtigungen von Kindern zählen allergische Erkrankungen. Während Erkrankungen wie Heuschnupfen, Asthma und allergisches Kontaktekzem im Alter von 3-6 Jahren jeweils bei unter 5% liegen, befindet sich die Lebenszeitprävalenz von Neurodermitis bei 12,4% in diesem Alter. Dabei tritt jene Erkrankung bei Jungen und Mädchen in dem Alter etwa gleich oft auf (RKI, 2018).

Gesundheitsverhalten

Betrachtet man das Bewegungsverhalten von Kindern im Vorschulalter wird deutlich, dass etwa jedes 3. Mädchen und jeder 3. Junge nie sportlich aktiv ist. Bewegungsempfehlungen der WHO geben an, dass Kinder täglich mindestens eine Stunde bei moderater bis mittlerer Intensität körperlich aktiv sein sollen (WHO, 2010). Tatsächlich erreichen lediglich die Hälfte der Vorschulkinder die Angaben der Empfehlungen der WHO (Manz et al. 2014, S. 843).

Beim Ernährungsverhalten gibt es signifikante Unterschiede zwischen Empfehlungen der Deutschen Gesellschaft für Ernährung (AID & DGE, 2007) und der tatsächlich konsumierten Menge von verschiedenen Lebensmittel. So überschreiten mehr als 80% der 3-6 jährigen die empfohlene Verzehrmenge an Süßigkeiten. Dagegen wird gerade mal bei 13% der Kinder die angeratene Menge an Gemüse eingehalten (RKI & Destatis, 2008).

Im Rahmen der KiGGS-Studie zeigten Elternangaben, dass ein Großteil der Kinder zwischen 3-6 Jahren täglich Fernsehsendungen sieht (RKI & Destatis, 2008). An Wochentagen liegt der prozentuale Wert bei etwa 90%. Der Konsum am Wochenende ist darüberhinaus sogar etwas höher. Bei dem Fernsehkonsum gibt es dabei keine signifikanten Unterschiede zwischen Jungen und Mädchen. Eine Differenz gibt es hinsichtlich des Sozial- und Migrationsstatus bei der Betrachtung der starken Mediennutzung von mindestens drei Stunden Fernsehen pro Tag. Sowohl Kinder mit Migrationshintergrund als auch Kinder mit niedrigen Sozialstatus schauen mehr fern im Gegensatz zu Kindern ohne Migrationshintergrund oder höherem Sozialstatus (RKI & Destatis, 2008).

Gesundheitsbelastungen in einer Kindertageseinrichtung

In einer Studie der Bertelsmann Stiftung (2014) wurde die Verpflegungssituation in Kindertageseinrichtungen analysiert. Die an der Studie involvierten Einrichtungen hielten zum größten Teil nicht die Empfehlungen der DGE ein, die in der „DGE-Qualitätsstandard für die Verpflegung in Kindertageseinrichtungen für Kinder" entwickelt wurden (DGE, 2013b). Die Auswertungen der Studie ergaben, dass nur etwa die Hälfte der Einrichtungen täglich Gemüse zum Mittagessen anbieten. Rohkost und Salate werden sogar nur in etwa jeder 5. Einrichtung angeboten. 12% der untersuchten Kindertagesstätten erfüllen die Empfehlungen des Obstkonsums. Zu häufig wird dagegen fast in jeder 2. Einrichtung Fleisch und Fleischerzeugnisse angeboten (Bertelsmann Stiftung, 2014, S. 15-16)

Zusammenhang Gesundheitslage und Setting Kindertageseinrichtung

Kinder verbringen täglich viel Zeit in der Kindertageseinrichtung. Ihre Lebenssituation und damit auch der Gesundheitszustand werden von den Umgebungsbedingungen der Kita beeinflusst. Innerhalb der Kindertagesstätte sind die Einflussfaktoren u.a. neben den Erziehern und das Personal des Trägers auch die Raumausstattung sowie die Gestaltung der Räumlichkeiten (Mix, 2002). Wie bereits erwähnt, sind die Rahmenbedingungen nicht immer optimal für die Bedürfnisse von Vorschulkindern. Auf belastende Verhältnisse reagieren die Kinder mit psychischen Auffälligkeiten, Verhaltensstörungen oder auch psychosomatische Erkrankungen.

Zudem wird das Ernährungsverhalten der Kinder im Alter von 3-6 Jahren im Kindergarten sehr beeinflusst. Bei der Untersuchung der Bertelsmann Stiftung erhielten im Jahr 2013 63% der über 3-Jährigen ihr Mittagsessen in der Einrichtung (Bertelsmann Stiftung, 2014, S.10). Somit ist die Kita ein wichtiges Setting für die Einnahme und Vermittlung von bedarfsgerechter Ernährung im Vorschulalter.

1.3.2 Gesundheitsbezogene Daten von Erziehern

Gesundheitssituation

Die Anforderungen an die Erzieher haben sich durch die veränderten gesellschaftlichen und familiären Rahmenbedingungen in den letzten Jahren erhöht. Neben der präventiven Arbeit mit Kindern und deren Familien, ist eine Aufgabe des Erziehers, die Sprachentwicklung der Kinder zu fördern. Darüberhinaus sollen Erzieher die Kinder besser auf die Schule vorbereiten und eine partnerschaftliche Erziehung zu den Eltern aufbauen. Zudem gehört eine Reflexion der eigenen Arbeit neben dem regelmäßigen Fortbilden zu dem Arbeitsalltag eines Erziehers (Forschungsverbund Deutsches Jugendinstitut & Universität Dortmund, 2005, S. 183).

Betrachtet man die Arbeitsunfähigkeitstage für die Berufsgruppe „Kindergärtner/Kinderpfleger" im Jahr 2010 wird klar, dass vor allem Atemwegserkrankungen einen hohen Arbeitsausfall verursachen. So wurden im Jahr 2010 durchschnittlich 21,3 Arbeitsunfähigkeitstage bei Erziehern für Kindertageseinrichtungen gezählt während es in anderen Branchen im Schnitt nur 12 Tage waren. Einen weiteren signifikanten Unterschied im Vergleich zu anderen Branchen gibt es bei der Betrachtung der AU-Tage aufgrund psychischer Beeinträchtigungen. Hier liegt der Wert bei 15,3 Ausfalltagen im Jahr 2010 wogegen es in anderen Branchen knapp 10 sind (Badura et al., 2011, S. 318). Häufige Beschwerden von pädagogischen Fach- und Leitungskräften sind neben Nacken- und Schulterschmerzen auftretende Kreuz- und Rückenbeschwerden. Letzteres verursacht bei Erziehern zu 22% starke und 37% mäßige Schmerzen. Gesundheitliche Probleme im Bereich der Schultern und Nacken treten bei jedem 4. Erzieher stark auf während 34% von einem mittelmäßigen Schmerz in diesem Bereich betroffen sind (Unfallkasse NRW, 2014, S. 16). Im Unfallkassenbericht von NRW wurde die Prävalenz verschiedener Erkrankungen von Erzieher untersucht. Die 12-Monats-Prävalenz ergab, dass fast 60% der Befragten von subjektiv wahrgenommenen Muskel-Skelett-Erkrankungen betroffen waren. Die zweihäufigsten Erkrankungen waren die der Atemwege sowie neurologische und sensorische (Unfallkasse NRW, 2014, S. 14).

Gesundheitsverhalten

Aufgrund von einer mangelnder Ergonomie für Erzieher in Kindertageseinrichtungen sitzen Erzieher größtenteils auf Kinderstühlen mit einer Sitzhöhe von ca. 30 cm in einer verdrehten Körperhaltung (Krause, Drenckberg, Ludwig & Seßlen, 2006).

Bei einer bundesweiten Befragung 2014 wurde die Wochenarbeitszeit der Erzieher ermittelt. Nach eigenen Angaben arbeiten kann 45% der Erzieher 38,5h oder mehr pro Woche in einer Kindertageseinrichtung. Etwa ein Drittel arbeitet 32-38,5h in der Woche und weniger als 10% haben eine Arbeitszeit von weniger als 21h pro Woche. Zudem kam bei der Befragung heraus, dass über 90% der Befragten regelmäßige Überstunden ableisten, wobei bei etwa 80% kein finanzieller Ausgleich stattfindet (Schreyer, Krause, Brandl & Nicko, 2014).

Gesundheitsbelastungen in einer Kindertageseinrichtung

Eine wesentliche Gesundheitsbelastung von Erziehern in Kitas in die Infektionsgefahr durch Mikroorganismen, da sie mit vielen verschiedenen Individuen in Kontakt kommen. Außerdem kommt es bei einer hohen Anzahl betreuter Kinder zu einem erhöhten Lärmpegel. Durch ständiges Heben und Tragen von Kindern sowie ungünstige Körperhaltungen beim Sitzen und Stehen resultiert eine physische Beanspruchung.

Durch Konflikte mit Eltern oder Kollegen, personelle Unterbesetzung und einem Ungleichgewicht zwischen Belastung und Entspannung bei der Arbeit können psychische Beeinträchtigungen die Folge sein (Schade, 2003, S.14).

Zusammenhang Gesundheitslage und Setting Kindertageseinrichtung

Erzieher verbringen einen großen Teil ihrer Zeit in der Kindertageseinrichtung. Somit ist das Setting auch für diese Personengruppe von großer Bedeutung für das Gesundheitsverhalten bzw. die Gesundheitslage. Eine hohe Belastung und damit einhergehende psychische Erkrankungen werden u.a. durch hohe Geräuschpegel und ständigen Personal- und Zeitmangel verursacht. Durch das Interagieren mit den Kindern und einer qualitativen Arbeitsbelastung wird eine körperliche Anstrengung begünstigt. Muskel-Skelett-Erkrankungen können Ursache von ungünstigen Körperhaltungen sein, sowie von ständigen Heben und Tragen von Kindern. Schlussfolgernd lässt sich sagen, dass das Setting Kindertageseinrichtung für die Erzieher einen großen Einfluss auf die Gesundheitssituation der pädagogischen Fachkräfte hat, da sie dort vielen Belastungsfaktoren ausgesetzt werden und viel Zeit in der Einrichtung verbringen.

1.4 Ableitung von Handlungsschwerpunkten

Tab. 2: zentrale Handlungsschwerpunkte für Maßnahmen der Gesundheitsförderung und Prävention

Personengruppe	Kinder	Erzieher
Handlungsschwerpunkt 1	Förderung der regelmäßigen gesundheitswirksamen körperlichen Aktivität	Förderung von Stressbewältigungsstrategien
Handlungsschwerpunkt 2	Förderung eines richtigen Umgangs mit Medien	Reduzierung von gesundheitlichen Belastungen am Arbeitsplatz

Tab. 3: Begründung der Auswahl der Handlungsschwerpunkte

Personengruppe	Kinder	Erzieher
Begründung Handlungsschwerpunkt 1	Dieser Handlungsschwerpunkt wird ausgewählt, da somit dem Gesundheitsrisiko Übergewicht und Adipositas entgegen gewirkt werden kann. Die aktuelle Datenlage zeigt, dass etwa 17% der Mädchen und 8% der Jungen im Alter von 3-6 Jahren übergewichtig oder adipös sind. Zudem hat Bewegung einige gesundheitsfördernde Auswirkungen, welche in dem Alter bereits geschult werden sollten. Vorschulkinder sind in der Regel neugierig und somit für Bewegung und körperliche Aktivität offen. Um die Kinder an das Thema Be-	Im Arbeitsalltag des Erziehers werden viele Aufgaben abverlangt. Zusammen mit möglich auftretenden Konflikten mit den Eltern oder den belastenden Arbeitsbedingungen kann ein erhöhtes Stresslevel bei den Fachkräften begünstigt werden. Darüber hinaus ist Stress oft Auslöser für körperliche Beschwerden, z.B. im Rücken. Um einen Umgang mit Stress zu erlernen und Strategien zu entwickeln, wird die Stressbewältigung als zentraler Handlungsschwerpunkt zur Förderung der Gesundheit der Erzieher festgelegt.

	wegung heranzuführen, würde sich körperliche Aktivität in spielerischer Form anbieten.	
Begründung Handlungsschwerpunkt 2	Die weiter oben durchgeführte Datenanalyse weist auf, dass der Großteil der Kinder in dem Alter täglich fernsieht. Um diesen Konsum zu reduzieren, wird dieser Handlungsschwerpunkt gewählt. Ein erhöhter Fernsehkonsum wird als Auslöser sozialer, emotionaler und kognitiver Entwicklungsstörungen begründet. Auch ist das Erlernen eines richtigen Umgangs mit Medien ist bereits im Vorschulalter wichtig, weil sich da bereits Verhalten festigen, die langfristigen Einfluss auf die das Gesundheitsverhalten im höheren Alter haben.	Zu den größten Gesundheitsbelastungen von Erziehern gehören Lärm, psychische Belastungen sowie schlechte Bedingungen der Arbeitsumgebung und ungünstige Körperhaltungen. Anhand der aktuellen Datenlage ist erkennbar, dass Arbeitsunfähigkeitstage häufig durch psychische Belastungen einhergehen. Zudem sollten Arbeitsbedingungen für Erzieher verbessert werden, die Muskel-Skeletterkrankungen sowie Beschwerden im Rücken, Nacken- und Schulterbereich begünstigen. Die Arbeitsumgebung ist häufig für die Körpergröße der Kinder ausgerichtet und verursacht Fehlhaltungen bei den Erziehern. Zudem leiden viele Erzieher an psychischen Beschwerden. Gründe hierfür könnten Personalmangel, Überstunden oder zu hohe Anforderungen an die Arbeit des Erziehers sein.

Tab. 4: Bedeutung des Settings für die Gesundheitsförderung bei Kindern und Erziehern

Kinder	Das Setting Kindertageseinrichtung hat eine große Bedeutung für die Gesundheitsförderung bei Kindern im Vorschulalter.
	- Zum einen können über das Setting nahezu alle Kinder und damit auch deren Eltern erreicht werden.
	- Die Kinder verbringen in der Einrichtung einen großen Anteil ihres Alltags. Somit dient das Setting auch der Entwicklungs- und Bildungsförderung sowie der Vermittlung einen gesundheitsbezogenen Verhaltens.
	- Kinder sind in diesem Alter meist neugierig und offen für neues Wissen und gesundheitsorientierte Handlungsansätze.
Erzieher	Kindertagesstätten haben zudem einen großen Stellenwert in Bezug auf die Gesundheitsförderung für Erzieher.
	- Erzieher nehmen eine pädagogische Vorbildfunktion für die Kinder ein. Somit sollte die Kindertageseinrichtung gesundheitsgerechte Arbeitsverhältnisse schaffen.
	- Anhand der Datenlage wurde verdeutlicht, dass ein Großteil der Erzieher mindestens 32h/Woche in einer Kindertageseinrichtung arbeitet. Das bedeutet, dass sich die meisten Fachkräfte lange Zeit in diesem Setting aufhalten.
	- Laut dem Arbeitsschutzgesetz hat der Arbeitgeber die Grundpflicht, Maßnahmen des Arbeitsschutzes zu ergreifen, um die Sicherheit und die Gesundheit der Beschäftigten bei der Arbeit zu beeinflussen. Daher sollte auch im Setting Kindertageseinrichtung arbeitsbedingte Belastungen vermieden werden um die Gesundheit des Personals zu fördern.

2 Schwerpunktthema für ein Projekt zur Gesundheitsförderung im gewählten Setting

Für die Bearbeitung eines Schwerpunktthemas werden die Kinder im Alter von 3-6 Jahren als Zielgruppe ausgewählt. Für die Kita liegt bereits eine Konzeption vor. In dieser sind vorwiegend die Bedingungen für die Kinder beschrieben. Daraus können spezifische gesundheitsfördernde Maßnahmen abgeleitet werden. Zu der Gesundheitssituation und den Einflussfaktoren für Erzieher sind die Informationen unzureichend, um ein Gesundheitsförderungsprojekt entwickeln zu können.

Das Schwerpunktthema für das Projekt in der Kita liegt bei der Förderung der regelmäßigen gesundheitswirksamen körperlichen Aktivität. Als Begründung der Auswahl wird hierzu die analysierte Datenlage herangezogen. So werden nur etwas von jedem 2. Kind der 3-6 jährigen die Bewegungsempfehlungen der WHO erreicht. Durch den sitzenden Lebensstil, z. B. durch die Mediennutzung oder den motorisierenden Transporten, entsteht ein Bewegungsmangel bei den Kindern. Diese körperliche Inaktivität begünstigt das Übergewicht, beeinflusst die motorische Entwicklung negativ und führt bei den Kindern zu einer mangelnden Fitness. Da meist der in den jungen Jahren gelebte Lebensstil im späterem Alter beibehalten wird sollte die körperliche Aktivität bereits bei den Vorschulkindern gefördert werden.

Die Einrichtung bietet den Kindern die Möglichkeit zur freien Entscheidung über ihre Beschäftigung. Es gibt verschiedene Räumlichkeiten, die zu bestimmten Zeiten für alle zugänglich sind. Die Kita bietet u. a. ein Bauzimmer, einen naturwissenschaftlichen Raum, einen Kreativraum, ein Kinderrestaurant, einen Raum mit dem Schwerpunkt: Rollenspiel sowie für Krippenkinder auch Ruheräume. Einen separaten Sport- und Bewegungsraum gibt es nicht. Aus der Konzeption kann entnommen werden, dass die Kinder die Möglichkeit haben, in den Fluren und thematischen Gruppenräumen ihren Bewegungsdran nachgehen können. Das Außengelände bietet verschiedene Flächen und Hänge mit fest installierten Spielgeräten, wie Klettergerüst, Rutsche und einer Matschanlage. Dem exemplarischen Tagesablauf für den Kindergarten kann entnommen werden, dass keine geplanten Bewegungsspiele mit den Kindern stattfinden. Sie können selbst entscheiden, womit sie die freien Spielzeiten verbringen. Die Kita bietet spezielle Turngeräte nur im Außenbereich an, welche bei Unwetter, wie Schneesturm, Glätte oder

Hagel sicherlich nicht zugänglich sind. Daher würde ein Turnraum im Innenbereich das gesundheitsfördernde Bewegungsverhalten begünstigen.

In der nachfolgenden Tabelle wird die Zielsetzung für das Gesundheitsförderungsprojekt mit dem Schwerpunkt Bewegungsförderung dokumentiert.

Tab. 5: Zielsetzung für das Gesundheitsförderungsprojekt in der Kita

Zielsetzung	Begründung
Schaffung eines Turnraumes	Der Turnraum beinhaltet eine frei zugängliche Bewegungslandschaft mit Materialien zum Selbstgestalten wie Schaumstoffwürfel oder Bänke. Der Raum könnte zudem eine Schräge mit montiertem Klettertau integrieren. Eine Sprossen- und Kletterwand ermöglicht es den Kindern auch bei schlechtem Wetter genügend Bewegungsangebote nutzen zu können. Der Turnraum mit entsprechender Ausstattung bietet den Kindern konkrete Bewegungsangebote zur Förderung der Aktivität.
Einführung fest eingeplanter, organisierter Bewegungsspiele für alle Gruppen	An etwa zwei Tagen in der Woche leiten die Erzieher die Kinder in kleinen oder großen Gruppen zu Bewegungsspielen an. Dafür kann jede Woche ein anderes Thema oder ein anderes Material im Fokus stehen. Die Kinder lernen damit verschiedene Bewegungsmöglichkeiten in spielerischer Form kennen und erweitern ihr Repertoire an Aktivitätsmöglichkeiten. Darüberhinaus wir die soziale Kompetenz gefördert und es findet ein gemeinsames Erlebnis der Gruppe statt. Durch Bewegungsspiele in der Gruppe können Kinder ihrer Stärken und Schwächen bewusst werden und lernen mit diesen umzugehen.
Organisation regelmäßiger Ausflüge zur Bewegungsförderung	Durch Ausflüge können die Kinder neue Dinge entdecken und neues Wissen erlernen. Ein Spaziergang durch den Wald fördert zudem die körperliche Aktivität, ohne dass die Kinder gelangweilt sind.

Anschaffung von Fahrgeräten	Um die Kinder für alltagstypische Aktivitäten, wie Fahrrad fahren, vertraut zu machen, werden Fahrgeräte wie Laufräder oder Roller angeschafft. Kinder, die Zuhause diese Angebote nicht zur Verfügung haben, bekommen so dennoch die Möglichkeit Fahrgeräte nutzen zu können. Neben dem Spaßfaktor wird zusätzlich die Koordination gefördert.
Einführung von Bewegungstagen	Bei Sportfesten oder Bewegungstagen können die Eltern involviert werden. Während es für die Kinder Sportspiele gibt, bei denen Kooperation und Charakterzüge, wie Ehrgeiz und Selbstvertrauen gefördert werden, gibt es für Eltern Aufklärungsvorträge. In diesen wird die Notwendigkeit regelmäßiger körperlicher Aktivität der Kinder vermittelt und Praxistipps mitgegeben.

3 Recherche Modellprojekt

Seit einiger Zeit wird versucht, die Frage nach der Wirksamkeit der settingorientierten Gesundheitsförderung von der Praxis ausgehend zu beantworten. Ziel hierbei ist es, anhand von Beispielen der gelungenen Praxis Hinweise für die Entwicklung und die Implementierung von Maßnahmen zu geben. Daher wird in Bezug zu dem Schwerpunktthema „Förderung der regelmäßigen gesundheitswirksamen körperlichen Aktivität" ein geeignetes Modellprojekt recherchiert und anschließend hinsichtlich der zentralen Kernaussagen und Befunde ausgewertet. Das ausgewählte Modellprojekt setzt den Fokus auf die Handlungsschwerpunkte Bewegung und Ernährung. Die Zusammenfassung in der nachfolgenden Tabelle bezieht sich vorwiegend auf das Thema Bewegung.

Titel des Mo-dellprojekts	„Komm mit in das gesunde Boot"
Projektlaufzeit	6 Monate (20 Wochen) im Jahr 2006
Initiatoren/ durchführende Institutionen	Kindertagesstätten aus Baden-Württemberg konnten sich wahlweise für das Programm bewerben. Jährlich nehmen etwa 100-200 Einrichtungen an dem Projekt teil. Dabei werden die Einrichtungen zufällig den Programmen zugeordnet.
Ausgangssituation und Ziele	Ausgangssituation: - Der Alltag vieler Kindergartenkinder ist von mangelnder Bewegung und Überernährung gekennzeichnet. Ziele: - Den Anteil übergewichtiger Kinder bei Schuleintritt durch ausgewogene Ernährung und Bewegung zu vermindern. - Ziel des Bewegungsmoduls ist es, die kindliche Freude an Bewegung und sportlicher Aktivität zu stärken sowie die koordinativen und konditionellen Fähigkeiten der Kinder zu verbessern. - Der Fokus liegt auf das gemeinsame Erlernen und Mitmachen.
Methoden bzw. Projektaufbau und -ablauf	Das Projekt findet spielerisch in zwei Modulen (Bewegung und Ernährung) statt. Die Kindergärten werden unterstützt von ausgebildeten Bewegungs- und Ernährungsfachkräften. Der Ablauf des Bewegungsprogramms zeigt sich wie folgt: 1. Erstkontakt vor Ort – Die Organisation der Bewegungsstunde wird geklärt und eine Ist-Analyse durchgeführt. Dabei werden Bewegungsrituale, -möglichkeiten und -angebote ermittelt. 2. Beginn der Bewegungsstunden und anfänglicher bzw. abschließender Fitnesstest – Zwei Mal wöchentlich findet eine strukturierte Bewegungsstunde statt, welche durch speziell geschultes Fachkräftepersonal angeleitet wird. Eine Gruppe der Bewegungsstunde besteht aus maximal 15 Kindern. Mittels einer Piratengeschichte werden verschiedene körperliche

	Aktivitäten spielerisch umgesetzt. Eine Stunde besteht jeweils aus einem Aufwärmteil, dem Hauptteil und einer Entspannung zum Schluss. In der Projektzeit sind die Erzieherinnen aktiv an den Stunden beteiligt. Das soll sie zur eigenständigen Durchführung des Programms nach Ende der Intervention befähigen. In der ersten sowie der letzten Stunde des Programms werden Tests durchgeführt, bei der die koordinativen Fähigkeiten sowie Leistungen von ausgewählten Sportübungen im Fokus stehen. 3. Eingangsberatung – Die Bewegungsfachkraft greift im Gespräch mit den Erziehern die Wünsche des Teams auf und stößt Veränderungsprozesse an. 4. Auftakt-Aktionstag – Bei diesem Tag sollen Eltern über das Programm informiert werden. Außerdem steht die Förderung der Freude an gemeinsamen Aktivitäten für einzelne Personengruppen des Settings im Fokus. 5. Der bewegte Elternabend – Hier wird die Vielfalt der kindlichen Bewegung und die Notwendigkeit von körperlicher Aktivität für die Entwicklung bewusst gemacht und zudem die Vorbildfunktion der Eltern thematisiert. 6. Abschlussberatung – Erzieher können ein Feedback geben.
Projektevaluation/ Ergebnisse	- qualitative Untersuchung durch eine Befragung von Erzieherinnen - subjektive Messung: Befragungen der Eltern zu mehr als 100 Punkten zu 3 Messzeitpunkten (t1 = vor Interventionsbeginn, t2 = Ende der Intervention, t3 = 6 Monate nach Ende des Programms) - objektive Messung: Ermittlung der Bewegung und Körpermaße bei 1030 Kindern in 52 Kindergärten zu allen drei genannten Messzeitpunkten - Zur Messung der Bewegung trugen Kinder jeweils über mehrere Tage ein Messgerät, das Herzschlag und Bewegungsaktivität aufzeichnete. Ergebnisse:

	- Nach Aussagen der Eltern verbrachten die Kinder weniger Zeit vor dem Fernseher und gingen häufiger einer körperlichen Aktivität nach. - Objektive Untersuchungen lieferten keine signifikanten Unterschiede des Bewegungsverhaltens der Kinder während des Projekts. - Bei der um den partizipativen Elternbaustein erweiterten Bewegungsintervention wurde bei den Eltern ein gesteigertes Aktivitätsverhalten festgestellt. Weniger Zeit verbrachten Sie vor dem Fernseher. - Die objektive Messung des Gesundheitsverhaltens der Eltern belegte diese Wahrnehmung bei der angereicherten Bewegungsintervention. Es wurde eine Zunahme der mittleren körperlichen Aktivität und eine Abnahme der im Sitzen verbrachte Zeit ermittelt. - Beide Interventionsprogramme (Bewegung und Ernährung) zeigten eine Reduktion des prozentualen Körperfettanteils bei gleichbleibenden BMI bei den Kindern.
Schlussfolgerungen für die Praxis	Die durch Fachkräfte abgehaltenen Unterrichtseinheiten in der Kindertagesstätte konnten bisher noch keine nachhaltigen und konsistenten Veränderungen der objektiv messbaren Werte erreichen. Stärkere Effekte zeigten sich dort, wo Kindergärten aktiv das Ergänzungsmodul der Elternpartizipation aufnahmen und umsetzten. Eine zukünftige Weiterentwicklung des Programms sollte darauf abzielen, Ernährungs- und Bewegungselemente stärker in den Alltag der Kindertagesstätte zu verankern und die Einbindung der Eltern zu intensivieren. Dafür bietet sich an, dass Leiterinnen und Erzieher selbst befähigt werden, die Ernährungs- und Bewegungsmodule im Kindergartenalltag umzusetzen und ihre Rolle als Brücke zu den Familien nutzen können, um die Eltern in das Projekt zu involvieren. Eine bessere Wahrnehmung der Gesundheitsbedürfnisse der Kinder konnte durch die Programmbestandteile angestoßen werden. Allerdings bedarf es einer Verankerung im Alltag der Kindergärten und des elterlichen Umfelds, um die Bewusstseinsveränderung in nachhaltige Verhaltensveränderungen zu manifestieren. Schlussfolgernd

	sollte daher der Bildungsplan in Baden-Württemberg überarbeitet werden und die Prioritäten in Kindertagesstätten vermehrt auf die Vermittlung von Kompetenzen zu Bewegung und Ernährung ausgerichtet werden.
Genutzte Literaturquellen	Baden–Württemberg Stiftung gGmbH (Hrsg.). (2011). Gesundheitsförderung im Kindergarten. Evaluation des Programms „Komm mit in das gesunde Boot" der Baden-Württemberg Stiftung in Kindergärten in Baden-Württemberg. Zugriff am 15.04.2019 Verfügbar unter https://www.bwstiftung.de/uploads/tx_news/Gesundheitsfoerderung_Kindergarten.pdf

Bewertung der Methoden und Inhalte des Modellprojekts

Die in dem Programm durchgeführte Methode der Bewegungsstunden ist eine gute Möglichkeit, um das Bewegungsverhalten der Kinder aktiv zu fördern. Durch eine Anleitung des Fachpersonals, werden Kinder gezielt in motorischen und koordinativen Fähigkeiten gefördert. Diese Maßnahme wäre auch für die Kindertagesstätte realistisch umsetzbar. Durch die Einbeziehung der Eltern in Form von Aufklärung und das Durchführung gemeinsamer Aktivitäten, kann gleichzeitig erzielt werden, dass die Kinder das gelernte Bewegungsverhalten zuhause unter Beobachtung der Eltern beibehalten können. Mittels der Fitnesstestungen können eventuelle Defizite frühzeitig ermittelt und anschließend besser gefördert werden. Für eine erfolgreiche Umsetzung des Programms sollte allerdings das Erzieherpersonal mehr integriert werden. Spezielle Fortbildungen zur Verbesserung des Bewegungsverhaltens bei Vorschulkindern ermöglichen den Erziehern eine Wissenserweiterung. Durch Möglichkeiten zu sportlichen Angeboten für Erzieher, kann die Vorbildfunktion der Mitarbeiter gefördert werden. Eine Schlussfolgerung des Programms ist, dass die Eltern noch mehr in solche bewegungsfördernde Projekte integriert werden müssten, um langfristig positive Ergebnisse erzielen zu können.

Zusammenfassend lässt sich sagen, dass die Methoden und Inhalte auch geeignet sind, für eine Umsetzung in der Kita. Allerdings unter Berücksichtigung einer intensiveren Einbeziehung von Eltern und Erziehern.

4 Literaturverzeichnis

AID Infodienst Verbraucherschutz, Ernährung, Landwirtschaft e. V. & Deutsche Gesellschaft für Ernährung. (2007). OptimiX - Empfehlungen für die Ernährung
von Kindern und Jugendlichen. Bonn: AID Infodienst Verbraucherschutz, Ernährung, Landwirtschaft e. V. (AID); Deutsche Gesellschaft für Ernährung
(DGE).

Baden–Württemberg Stiftung gGmbH (Hrsg.). (2011). Gesundheitsförderung im Kindergarten. Evaluation des Programms „Komm mit in das gesunde Boot" der Baden-Württemberg Stiftung in Kindergärten in Baden-Württemberg. Zugriff am
15.04.2019 Verfügbar unter
https://www.bwstiftung.de/uploads/tx_news/Gesundheitsfoerderung_Kindergart
en.pdf

Badura, B., Ducki, A., Schröder, H., Klose, J. & Macco, K. (Hrsg.). (2011). Fehlzeiten-
Report 2011. Führung und Gesundheit: Zahlen, Daten, Ana-lysen aus allen
Branchen der Wirtschaft (Bd. 2011). Heidelberg: Sprin-ger.
https://doi.org/10.1007/978-3-642-21655-8

Bertelsmann Stiftung. (2014). Is(s)t KiTa gut? KiTa-Verpflegung in Deutschland: Sta-
tus-Quo und Handlungsbedarfe. Gütersloh.

Deutsche Gesellschaft für Ernährung. (2013b). DGE-Qualitätsstandard für die Verpflegung in Kindertageseinrichtungen für Kinder (4. Auflage). Bonn. Zugriff am
29.10.2014. Verfügbar unter http://www.fitkid-ak-
tion.de/service/medien.html?eID=dam_frontend_push&docID=1901

Forschungsverbund Deutsches Jugendinstitut & Universität Dortmund. (2005). Zahlen-
spiegel 2005 - Kindertagesbetreuung im Spiegel der Sta-tistik. München: Deutsches Jugendinstitut. Zugriff am 26.07.2016. Ver-fügbar unter
http://www.bmfsfj.de/doku/Publikationen/zahlenspie-gel2005/01-
Redaktion/PDF-Anlagen/Gesamtdokument,pro-
perty=pdf,bereich=zahlenspiegel2005,sprache=de,rwb=true.pdf

Krause, L. von, Drenckberg, K., Ludwig, S. & Seßlen, K. (2006). Gesundes Arbeiten in Kindertagesstätten. Gesundheitsförderung für Erzieherinnen. München: Bayerischer Gemeindeunfallversicherungsverband, Bayerische Landesunfallkasse und ver.di Bayern.

Manz, K., Schlack, R., Poethko-Müller, C., Mensink, G. B. M., Finger, J. & Lampert, T. (2014). Körperlich-sportliche Aktivität und Nutzung elekt-ronischer Medien im Kindes- und Jugendalter. Ergebnisse der KiGGS-Studie - Erste Folgebefragung (KiGGS Welle 1). Bundesgesundheits-blatt - Gesundheitsforschung - Gesundheitsschutz, 57 (7), 840–848. https://doi.org/10.1007/s00103-014-1986-4

Mix, M. (2002). Kindergartenalltag und Implementation von Gesundheits-förderung. In Bundeszentrale für gesundheitliche Aufklärung (BZgA) (Hrsg.), "Früh übt sich...". Gesundheitsförderung im Kindergarten. Im-pulse, Aspekte und Praxismodelle (Forschung und Praxis der Gesund-heitsförderung, Bd. 16, S. 83–92). Köln: Bundeszentrale für gesund-heitliche Aufklärung.

Robert Koch-Institut & Statistisches Bundesamt. (2008). Lebensphasen- spezifische Gesundheit von Kindern und Jugendlichen in Deutschland. Ergebnisse des Nationalen Kinder- und Jugendgesundheitssurveys (KiGGS). Berlin: Robert Koch-Institut (RKI). Zugriff am 09.04.2019. Verfügbar unter http://www.rki.de/DE/Content/Gesundheitsmonitoring/Gesundheitsberichterstatt ung/GBEDownloadsB/KiGGS_SVR.pdf?__blob=publicationFile

Robert Koch-Institut. (2014). Die Gesundheit von Kindern und Jugendlichen in Deutschland - 2013 (Aktualisierte Fassung). Berlin: Robert Koch-Institut.

Robert Koch-Institut (Hrsg.). (2018). KiGGS Welle 2 – Gesundheitliche Lage von Kindern und Jugendlichen (Gesundheitsberichterstattung des Bundes - Gemeinsam getragen von RKI und Destatis). (3. Ausgabe). Berlin. Zugriff am 09.04.2019. Verfügbar unter https://www.rki.de/DE/Content/Gesundheitsmonitoring/Gesundheitsberichterstat tung/GBEDownloadsJ/JoHM_03_2018_KiGGS-Welle2_Gesundheitliche_Lage.pdf?__blob=publicationFile

Robert Koch-Institut (Hrsg.). (2018). KiGGS Welle 2 – Gesundheitsverhalten von Kindern und Jugendlichen (Gesundheitsberichterstattung des Bundes - Gemeinsam getragen von RKI und Destatis). (2. Ausgabe). Berlin. Zugriff am 09.04.2019. Verfügbar unter https://www.rki.de/DE/Content/Gesundheitsmonitoring/Gesundheitsberichterstat tung/GBEDownloadsJ/Journal-of-Health-Monitoring_02_2018_KiGGS-Welle2_Gesundheitsverhalten.pdf?__blob=publicationFile

Schreyer, I., Krause, M., Brandl, M. & Nicko, O. (2014). AQUA – Arbeitsplatz und Qualität in Kitas - Ergebnisse einer bundesweiten Befragung. München. Zugriff am 15.04.2019. Verfügbar unter http://www.aqua-studie.de/Dokumente/AQUA_Endbericht.pdf

Unfallkasse NRW (Hrsg.). (2014). Gesundheit am Arbeitsplatz Kita – Ressourcen stärken, Belastungen mindern. (1. Auflage). Düsseldorf. Zugriff am 14.04.2019. Verfügbar unter https://www.unfallkasse-nrw.de/fileadmin/server/download/praevention_in_nrw/praevention_nrw__55.pdf

World Health Organization. (2010). Global recommendations on physical activity for health. Geneva: World Health Organization.

5 Tabellenverzeichnis

BEI GRIN MACHT SICH IHR
WISSEN BEZAHLT

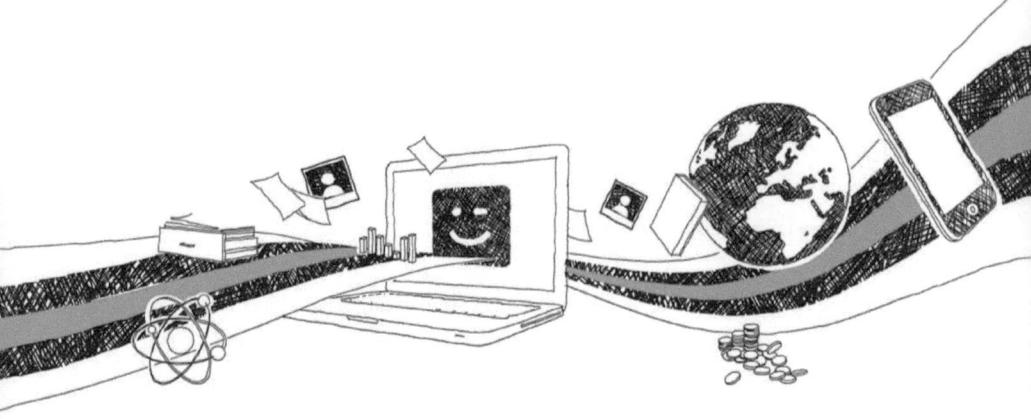

- Wir veröffentlichen Ihre Hausarbeit,
  Bachelor- und Masterarbeit

- Ihr eigenes eBook und Buch -
  weltweit in allen wichtigen Shops

- Verdienen Sie an jedem Verkauf

Jetzt bei www.GRIN.com hochladen
und kostenlos publizieren

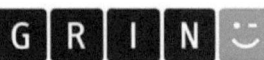